月嫂实训速成教程

——好月嫂养成计划

YUESAO SHIXUN SUCHENG JIAOCHENG
HAO YUESAO YANGCHENG JIHUA

雷 娟 编

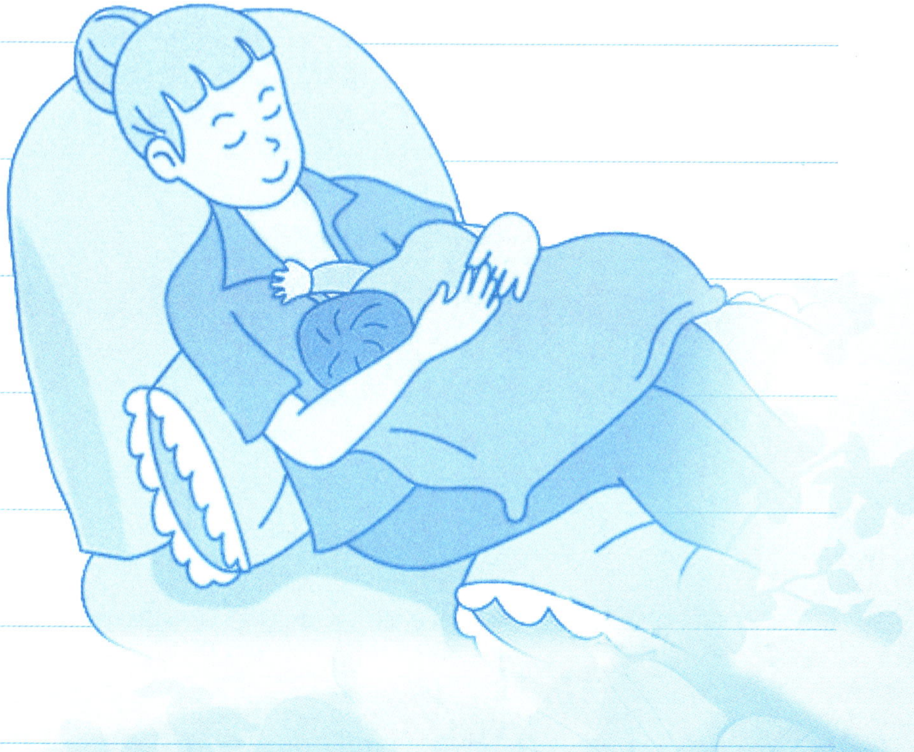

云南出版集团公司
云南科技出版社
·昆 明·

图书在版编目（CIP）数据

好月嫂养成计划 / 雷娟编 . -- 昆明 : 云南科技出版社 , 2017.8
月嫂实训速成教材
ISBN 978-7-5587-0804-6

Ⅰ . ①好… Ⅱ . ①雷… Ⅲ . ①产褥期—护理—教材②新生儿—护理—教材 Ⅳ . ① R714.6 ② R174

中国版本图书馆 CIP 数据核字 (2017) 第 213131 号

责任编辑：唐坤红
李凌雁
洪丽春
封面设计：娄　倭
责任校对：叶水金
责任印制：翟　苑

云南出版集团
云南科技出版社出版发行
（昆明市环城西路 609 号云南新闻出版大楼　邮政编码：650034）
云南灵彩印务包装有限公司印刷　全国新华书店经销
开本：787 × 1092mm　1/16　印张：7　字数：160 千
2017 年 8 月第 1 版　2019 年12月第 6 次印刷
定价：22.00 元

目 录
CONTENTS

教程 1

教程 2

教程 3

教程 4

教程 5

教程 6

教程 7

教程 8

教程 9

教程 10

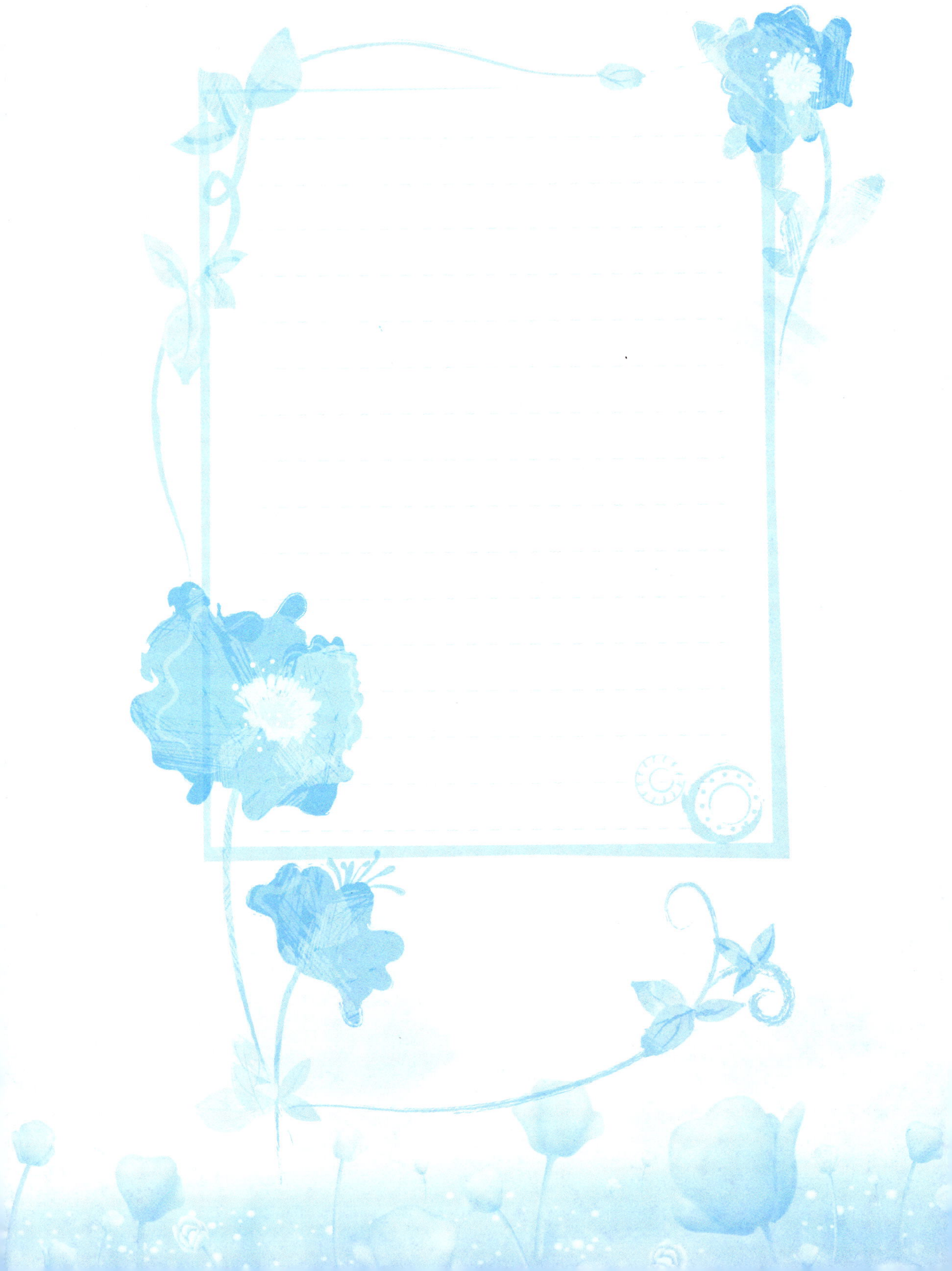

姓　　名 ________________

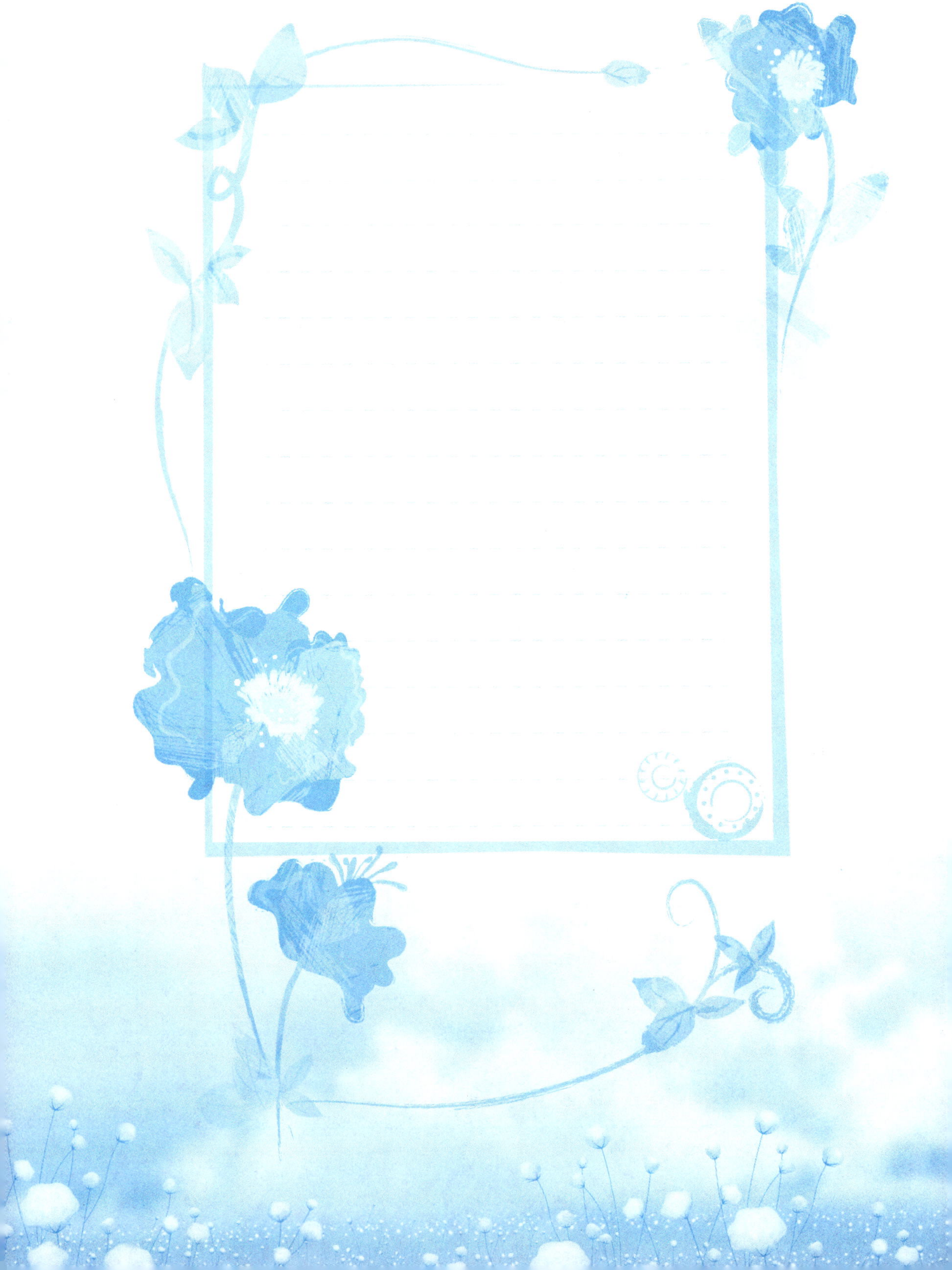

教程 1

母婴护理师的职业道德

一、职业道德的定义

指从事不同职业的人，在自己的职业活动中应遵循的行为准则。

二、母婴护理师的基本职业道德要求

- 爱岗敬业，诚实守信
- 善于沟通，和蔼可亲
- 自尊自信，尊老爱幼
- 不断学习，精益求精

三、母婴护理师的工作要求

- 四心服务：用爱心、诚心、细心、耐心为客户服务。
- 保持四勤：勤洗手、勤洗澡、勤剪指甲、勤换洗衣服。
- 尊重客户的生活习惯，不干预客户的私生活。
- 遵循客户的指导原则，根据客户要求，完善服务细节。
- 具备良好的沟通能力，能够融入客户的整个家庭氛围。

四、基本礼仪

- 入座时不随意拉动桌椅，不跷二郎腿或抖腿，掌握正确的站姿、走姿。
- 仪容整洁干净，不浓妆艳抹，态度亲切和蔼，端庄大方。
- 使用文明用语，称呼恰当。
- 工作井然有序，有条不紊。
- 不佩戴任何首饰。

教程 2

女性产褥期生理特点及保健

产褥期：指产妇自从胎儿及其附属物娩出到全身器官（除乳房外）恢复到非妊娠状态，其时间需 6~8 周。

一、产褥期的生理特点

（1）子宫：分娩后子宫收缩、子宫底与脐部平行，每日下降 1~2 厘米，10~15 日降入骨盆，在腹部不能摸到子宫，4~6 周子宫恢复至正常大小。

（2）恶露：产后经阴道排出的分泌物，内含血液、坏死的蜕膜组织及黏液，正常恶露有血腥味，但是不臭，总量大约为 500~1000 毫升。

①红色恶露（血性恶露）：产后第一周，恶露的量较多，颜色鲜红，含大量的血液、小血块和坏死的蜕膜组织，持续 3~7 天。

②浆液恶露（棕色恶露）：色淡红，含少量血液，较多的是坏死的蜕膜，宫颈黏液，阴道分泌物及细菌，持续 15 天。

③白色恶露：色较白、黏稠，含大量的白细胞，坏死蜕膜，表皮细胞和细菌，可持续 2~3 周。

异常恶露，需引起注意

●血性恶露持续2周，量多并伴有恶臭，排出烂肉样物，子宫复旧差，应考虑子宫内残留胎盘或胎膜，随时有大出血的危险，应立即去医院诊治。

●恶露增多，有臭味，产妇有发热，下腹疼痛或恶露颜色异常。

●与子宫相关的实际操作护理。

二、顺产产妇保健

及时诱导排尿，产后四小时内，避免发生尿潴留。

预防尿潴留的方法

●热敷、按摩子宫

●听流水声

●温水冲洗会阴

●及时下床活动，促进血液排出

●按摩子宫，促进子宫收缩，减轻子宫收缩疼痛

三、剖腹产产妇保健

①在床上活动翻身，促进子宫收缩、血液流出。

②适当按摩下肢，促进血液循环，减少麻醉带来的不适感（按摩时双腿屈膝，使腹部肌肉放松）。

尿袋的护理注意事项

●尿袋高度不可高于臀部表面，防止尿液回流，污染膀胱。

●定时倒尿袋，尿液不可超过尿袋的2/3。

●每次记录倒尿液的毫升数。

●尿管一般在24小时后撤出，撤出后及时诱导产妇自行解小便，冲刷尿道，避免尿路感染。

尿管拔出后，及时进行床旁活动，避免肠粘连等术后并发症。

其活动顺序应为：床边扶坐—床边扶走—床边搀扶行走—床边独立行走活动。

教程 3

产褥期卫生护理

一、清洗会阴

（1）物品准备：消毒棉球若干，干净水瓢或一次性纸杯一个、温水。

（2）清洗方法：产妇坐在马桶上，浸湿棉球，从前往后，从上到下，边冲边洗，最后清洗肛门，再用棉球擦干。

（3）每日清洗 1 次，每次大便之后必须清洗。

（4）目的：保持会阴部清洁，预防感染，及时清洗产后恶露及分泌物。

二、产妇洗头

只要健康状况允许，产后一周就可以洗头，剖腹产产妇最好产后 15 天再洗。

（1）关门窗，升温，避免冷空气吹袭。

（2）水温适宜，保持在 37~40 摄氏度。

（3）洗发水温和不刺激。

（4）洗头后及时把头发擦干，再用干毛巾包裹，不可吹风。

（5）头发未干时，不要结辫，不要马上睡觉。

三、产妇刷牙

（1）选用温开水，细软牙刷，刺激小的牙膏。早上和临睡前各刷 1 次，产妇吃甜食后也必须刷牙。

（2）剖腹产产妇在不能下床活动时，须采用棉签清洗牙齿的方法。

四、产妇洗脚

产妇可每天晚上睡觉前洗脚，温水泡脚 2~3 分钟。洗后一定用毛巾擦干，冬天一定穿包跟拖鞋，夏天最好穿一双薄袜。

五、产妇洗澡

产妇很容易出汗，特别是睡觉时或醒来时，由于汗腺分泌过多，极易污染皮肤。

洗澡开始时间：根据产妇自身的身体情况，若无特殊情况，顺产产妇在产后 10 天，剖腹产产妇在产后 15 天。采用淋浴。产后最初几天，采用擦浴的方法。

洗澡要求

A. 冬天洗澡水温不宜过高，易使浴室里弥漫大量水蒸气，导致缺氧。

B. 采用淋浴（可在家人帮助下），不适宜盆浴。

C. 洗澡时间应该控制在20分钟以内。

D. 洗澡后不要吹风，不要使用吹风机，及时用干毛巾擦干。

教程 4

产后常见症状的预防及护理

一、尿失禁

产后产妇盆底组织松弛，耻骨尾骨肌群张力降低，咳嗽，打喷嚏，听到流水声不自主地排尿。

预防措施

1. 产后在身体未复原之前，不宜过早地剧烈运动或用力过度，如提重物。

2. 避免感冒引起咳嗽。

3. 进行肛缩锻炼，即收缩肛门的动作，每日 3 次。

二、会阴疼痛

婴儿出生时，阴道要做最大的扩张，因而肌肉组织或许会肿胀。如在分娩时进行了侧切缝合，特别是用到真空吸引术和产钳的产妇肌肉组织会受到更大的损伤。

（1）用 50% 硫酸镁热敷或用红外线灯泡光照，每日 2 次，每次 20~30 分钟，有利于消肿，减轻疼痛。

（2）每日温水冲洗，促进愈合。

（3）采用侧卧位。

（4）大便之后及时清洗。

（5）每日更换内裤。

三、宫缩痛

在产褥期因宫缩引起下腹部阵发性剧烈疼痛，称为产后宫缩痛。产后宫缩一般在1~2日出现，持续2~5日后自然消失，经产妇感觉会更明显。在宝宝吮吸乳头时疼痛加剧。

缓解宫缩痛的方法

A. 改变睡姿，产妇侧睡，避免长时间站立或久坐。

B. 按摩小腹，在产后最初几天，用手掌稍微施力作环形按摩。

C. 热敷：用热水袋热敷，避免烫伤。

D. 必要时使用药物治疗。

四、乳头疼痛（开奶痛）

无论是初产妇还是经产妇，在最初喂宝宝的几天里，因宝宝吮吸力度大，乳腺管不通畅，初乳密度大，新妈妈未能掌握正确的哺乳姿势等原因造成吮吸时产妇感觉乳头剧烈的疼痛，甚至会出现紫色的水泡。

缓解开奶痛的方法

1. 掌握正确的哺乳姿势与衔接姿势，可采用斜躺式。

2. 宝宝必须含住乳头及2/3的乳晕。

3. 产妇穿哺乳内衣，使用防溢乳垫，减少衣服与乳头之间的摩擦。

4. 热毛巾热敷乳房，促进乳腺管通畅。

五、产后便秘

产后便秘在剖腹产和顺产产妇身上均可发生，顺产产妇因大便时侧切伤口疼痛，剖腹产产后大便时剖腹伤口疼痛，对大便有抗拒心理，造成便秘。

预防产后便秘的方法

A. 产后尽量多活动，顺产产妇在产后体力恢复后方可下床活动，食流质饮食，促进肠蠕动。

B. 剖腹产产妇可在床上进行翻身活动，根据产妇身体状况两天后下床活动。通气后食用流质饮食。

C. 出院回家后，可根据身体情况做适当的家务促进肠蠕动。

D. 饮食调理，食用粗纤维的绿色蔬菜，如：芹菜、茼蒿等。

E. 产后一周再食用排骨汤、鸡汤等汤水。

F. 必要情况下可使用开塞露。

已患便秘的调理

A. 茼蒿汤：取新鲜茼蒿做菜或做汤吃，每日1次，连续吃 7~10 天，可辅助治疗便秘。

B. 蜂蜜芝麻糊：蜂蜜重 80 克，黑芝麻 30 克，研碎调和蒸熟，每天食用 2 次。

C. 红薯粥：将红薯 500 克，洗净削去外皮，切成块放在锅内，加水适量，煎至熟烂，再加少量白糖调味，临睡前食用。

六、急性乳腺炎的护理

急性乳腺炎是指乳腺组织的急性化脓性感染，多发生于初产妇，由于乳头破裂，乳腺导管堵塞，引起乳汁淤积造成。产后六周内最多见，一侧或双侧可同时发病。初起乳房肿胀疼痛，皮肤不红或微红，继之局部硬结逐渐增大，疼痛加剧，伴发热，如不及时治疗，常转化为脓肿，病后可影响乳汁分泌而造成无乳。

急性乳腺炎的预防方法

（1）避免乳汁淤积

① 产后一周内不喝大补汤水，饮食清淡。

② 按需哺乳，夜间不间断哺乳。

③ 若乳汁过多，用吸乳器吸出多余乳汁。

（2）保持乳房清洁，防止细菌侵入

① 哺乳前清洗双手。

② 勤换内衣。

③ 定时洗澡，喂奶前擦洗乳房，擦洗乳房的盆与毛巾单独分开。

④ 若发生了乳头破裂，暂停哺乳，使用纯羊脂软膏涂抹，加快创面愈合。

（3）急性乳腺炎发生的护理

① 饮食清淡，暂停高汤。

② 戴合适的胸罩托起肿大的乳房，以减轻疼痛。

③ 劝导产妇保持心情愉快，消除不良情绪。

④ 小白菜或生菜剁碎，纱布包裹敷在乳房上，减轻疼痛。

⑤ 利用催乳师的专业手法，挤出乳汁，排出乳房中的乳汁。

七、产后抑郁症

因产后激素水平的影响，大部分女性在分娩早期会出现哭泣、忧郁、烦闷、不安、焦虑等情绪障碍。会在整个产褥期出现，50% 的产妇会有一定的抑郁期，有 10% 的产妇会发展成严重的持续时间较长的产后抑郁，还有极少数产妇可能会患上产后精神错乱。

1. 产后抑郁症的表现

（1）心情压抑、沮丧、伤心流泪、不愿意见人。

（2）自暴自弃、自责、对身边的人充满敌意，与家人关系不协调。

（3）创造性行为受损，行为上反应迟钝，注意力不能集中。

（4）对生活缺乏信心，觉得生活没有意义，出现厌食、睡眠障碍。

2. 最常见的原因

（1）抑郁症与家人的关心呵护有至关重要的关系，宝宝出生后家人的注意力转向宝宝，导致产妇情绪低落。

（2）产妇为宝宝的身体状况担心，怕自己不能胜任照顾宝宝的工作。

（3）产妇为自己的身材变化担心，体重不能尽快恢复到怀孕前。

（4）产妇因长时间地呆在家中，不能随心所欲地出门所郁闷。

（5）产妇因不分昼夜地喂奶，睡眠不足导致心情烦躁。

产后抑郁症不仅影响产妇健康，对婴儿也有影响，并且影响整个家庭的和谐氛围。

3. 产妇抑郁症的预防措施

（1）产前了解产妇抑郁症的危害和产生的原因。

（2）了解产后抑郁症发生后应如何进行自我调节。

（3）和已生过宝宝的朋友互相分享带宝宝的心得。

4. 产后抑郁症的护理

（1）多与产妇沟通，尽量顺着产妇意愿，以产妇为重要护理对象，不要说“为了宝宝你也要多吃点之类的话”。

（2）尽可能地安排好产妇与宝宝的日常生活，帮助指导产妇与宝宝多接触，消除对宝宝的担心因素。

（3）教产妇做腹式呼吸，早上晚上各 1 次。腹式呼吸是指吸气时腹部鼓起，呼气时腹部缩回，调到大约 15 秒 1 次的频率。

（4）食疗，产妇的饮食尽量做到粗细搭配，色泽亮丽，缓解产妇的抑郁情绪。

教程 5

产褥期保健操

一、产褥期保健操的作用

（1）弥补产褥期产妇活动不足。

（2）促进腹壁和盆底肌张力的加强，防止产后尿路失禁、子宫脱垂。

（3）促进血液循环，预防血栓性静脉炎。

（4）促进肠蠕动，预防便秘。

二、开始时间

根据产妇的具体身体情况，逐渐增加，循序渐进。顺产产妇一般在产后第二天进行，剖腹产产妇在产后第五天开始。每 1~2 天增加一节，每节做 8~16 次。

三、一般运动

（1）深呼吸运动：仰卧，慢慢深吸气，收腹部，然后慢慢呼气。

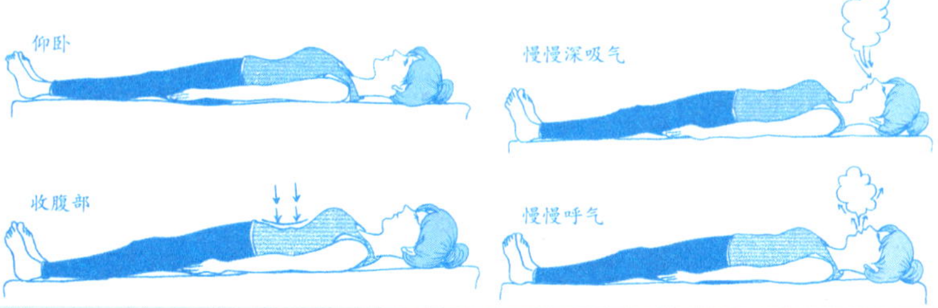

（2）缩肛运动：仰卧，两臂直放于身旁，进行缩肛与放松运动。

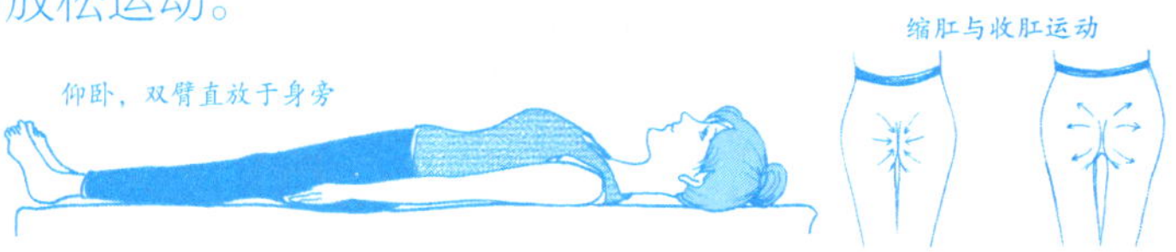

（3）伸腿运动：仰卧，两臂直放于身旁两腿轮流上举和并举，与身体呈直角。

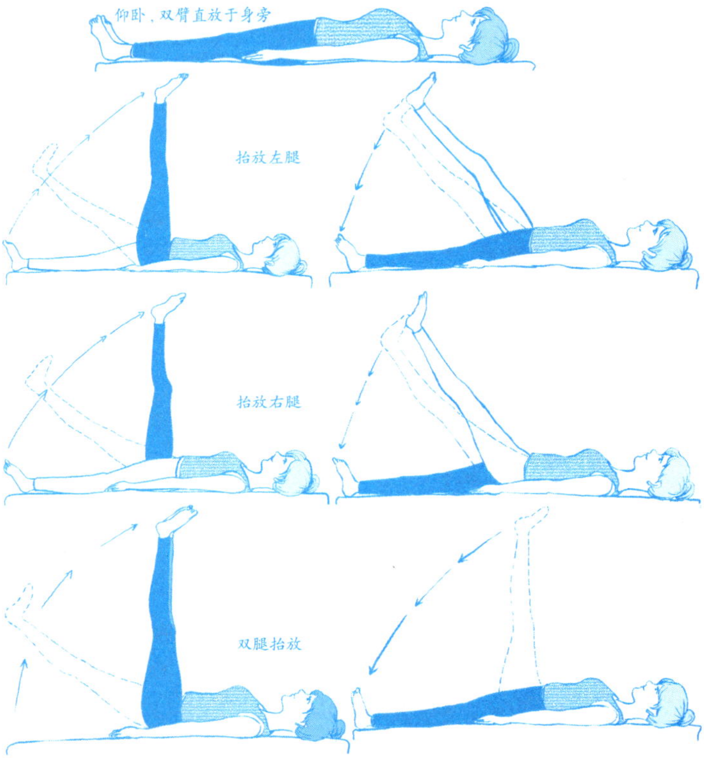

（4）腹背运动：仰卧，髋与臂放松双腿分开稍屈，脚底放在床上，尽力抬高臀部和背部。

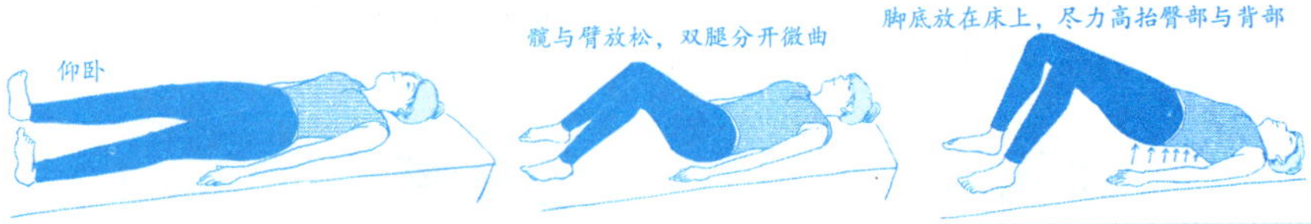

（5）腰部运动：跪姿，双膝分开，肩肘垂直，双手平放在床上腰部进行左右旋转动作。

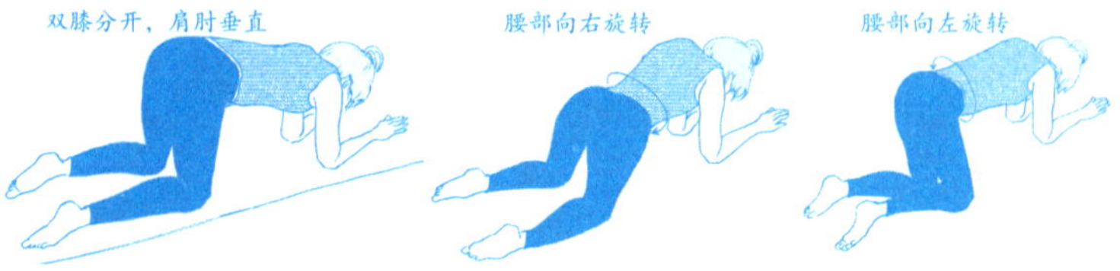

（6）全身运动：跪姿，双臂支撑，左右腿交替向背后高举。

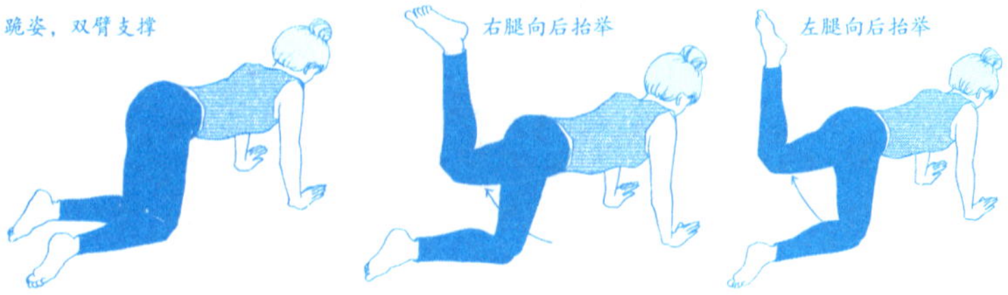

四、做产后体操的注意事项

（1）应从轻微运动开始，逐渐加大运动量，根据产妇的体力恢复。

（2）进食后不要马上做操。

（3）锻炼应该持之以恒，每天坚持才有效。

（4）剖腹产产妇应在伤口恢复后开始第三节以后的动作。

（5）以免锻炼后出汗着凉，室内温度要合适。

教程 6

哺乳指导

一、正确的哺乳姿势

哺乳时母亲与新生儿应体位舒适、肌肉放松。可采取坐位或侧卧位。取坐位时两肩放松，座椅有靠背，但座椅不易过高，喂左侧是右脚踩小凳子，喂右侧时，左脚踩小凳子。新生儿的脸对着乳房，鼻子对着乳头，头及身体呈一条直线，母亲的身体与新生儿的身体贴近，母亲应微笑着看着新生儿吃奶，防止新生儿的鼻子受压。

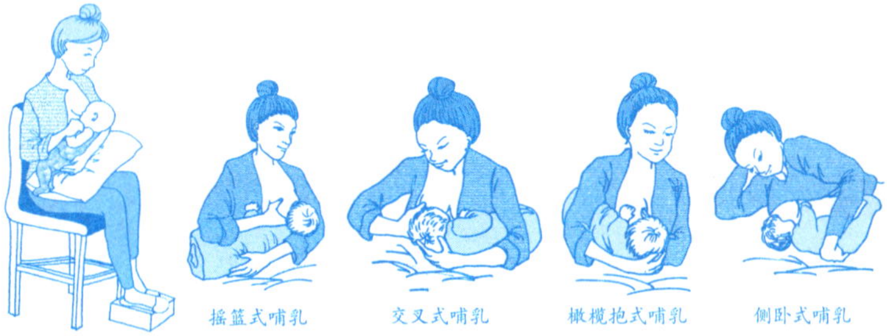

开始哺乳时，用乳头刺激新生儿的面颊部，等新生儿张大嘴的一瞬间，母亲将乳头和部分乳晕放进新生儿口中。

二、哺乳的时间及方法

正常产妇产后半小时可开始哺乳，这样可以刺激乳房，使乳汁分泌。在哺乳前清洗乳房。

新生儿一般在出生6~12小时内吃奶，因为新生儿出生后体内还储存着从母体得来的营养，出生后要逐渐适应体外的环境。也有的新生儿出生后适应比较快，出生后不久就可以吃奶。第一次喂奶不可喂得过多，一般在10~15毫升左右。一般间隔2~3小时1次。

在喂母乳之前，有一些妈妈会给宝宝喂葡萄糖水或白开水，这都是错误的做法。葡萄糖水因为太甜，会影响宝宝对母乳的口感，宝宝已经完全可以分辨它们的味道。宝宝在出生之后，无论妈妈是否分泌乳汁，都必须先吮吸妈妈的乳房，若因妈妈的身体情况无法进行母乳喂养，可以适当添加配方奶，但第一口绝对不能喝葡萄糖水或是白开水，除非是医生允许的情况下。

新生儿宝宝若是纯母乳喂养，无须添加白开水，前提是妈妈要多饮水，如果妈妈饮水量过少，可以在两次奶之间增加5毫升的水。配方奶或混合喂养的宝宝在两次奶之间需要增加一次水。新生儿的身体在逐渐适应外部的生长环境，所以并不像大人一样，水饮得越多越好。

纯母乳喂养的宝宝不能严格的控制时间，宝宝有吮吸需求或妈妈觉得乳房胀就应该哺乳，有时候是间隔半小时，有时候是一个小时，时间都不确定。因为母乳的营养成分更容易被宝宝吸收，所以间隔的时间会更短。

所以纯母乳喂养的妈妈在与宝宝配合不是很默契的前期会比较辛苦，最好的解决方法就是获得家人的支持和自己强大的耐心。

配方奶喂养的宝宝可根据身体情况间隔 3~4 小时喂养一次。配方奶的脂肪和蛋白质含量要比母乳高，所以在宝宝的消化道停留的时间较长。

三、乳头内陷的应对

乳头及乳房的形态因人而异，有的产妇乳头扁平或内陷，会增加初期哺乳的困难，新生儿因一时含不住乳头，数次尝试失败后，吮吸不到乳汁而大声哭闹、手足乱蹬。新妈妈碰到这种情况通常会着急，这时家人要及时安慰，并采取应对措施：

（1）喂奶时用手按摩乳头，用食指与大拇指轻拽乳头，使乳头突出一些。

（2）喂奶之前先将乳晕周围的乳汁挤掉一部分，使得乳晕周围变得柔软，减轻乳房内部的张力，才能更好的吮吸。

（3）最有效的解决方法，是坚定信心，不断尝试，第一次尝试吮吸失败后，若宝宝不配合就暂时停止，过半小时之后再次尝试，在宝宝哭闹时不可以再坚持，不然会打击宝宝的信心，再次尝试时宝宝就不会再配合。

四、乳头皲裂的应对

开始喂奶之前，有些产妇会觉得乳头有刺激的疼痛，持续几秒后就会消失，这是正常现象。如果疼痛持续并逐渐加重，说明乳头上可能有裂口。

1. 症状

乳头表面有大小不等的裂口和溃疡，或皮肤糜烂。有时沿着乳头基部发生裂痕很深的环状裂口，使乳头几乎从乳晕上脱落下来。哺乳时，疼痛难忍，宛如刀割。裂口中分泌物干燥形成黄色结痂，发生干燥性疼痛。严重时乳头可部分断裂。垂直的皲裂能使乳头分成两半。致病菌可由乳头皲裂处进入乳房组织，引起急性乳腺炎等乳房疾病。

2. 发病原因

（1）由于乳头内陷、扁平等乳头畸形，造成吮吸困难。

（2）哺乳衔接姿势不当，宝宝只吮吸乳头，而不吮吸三分之二的乳晕，哺乳时间过长。

（3）哺乳期乳头皮肤柔嫩，不耐受宝宝的吮吸力度，或宝宝长牙后咬破乳头。

（4）宝宝高热时吮吸，乳头被病毒感染。

（5）乳汁分泌过多，乳头在潮湿的环境中浸渍，可引起乳头糜烂或湿疹。

上述诸多原因都可引起乳头破损、糜烂及皲裂。

3. 预防乳头皲裂的方法

（1）纠正不正确的衔接姿势，达到有效衔接。

（2）哺乳时宝宝不止要含住乳头，还要包括 2/3 的乳晕。

（3）喂奶结束之后，挤出几滴乳汁均匀地涂抹在乳头上，可起到保护乳头的作用。

（4）不用刺激性的肥皂、沐浴液清洗乳房。

（5）不要从新生儿口中强拉出乳头，可以用手按新生儿的下巴，新生儿张开嘴巴后，把乳头抽出来。

（6）产妇穿舒适柔软的内衣，勤更换，使用透气性好的防溢乳垫。

虽然适当的擦洗乳房使必要的，但也不可因为干净过分擦洗乳房，使皮肤表面水分流失过快，反而加重乳房皮肤表面干燥。适当的细菌也可以提高宝宝的免疫力。

4. 已经发生乳头皲裂的正确处理方法

（1）用橡胶乳头保护罩保护乳头，可减轻疼痛。

（2）疼痛剧烈时，暂停哺乳，用手挤出乳汁，尽量减少用吸奶器，否则会增加乳头皲裂的程度。

（3）可选择涂纯羊脂膏，促进伤口的愈合。

（4）哺乳时，选择症状比较轻的一侧先进行哺乳。

（5）勤换哺乳姿势，若第一次是坐位，下次更换为卧位。

（6）清洗乳头时，避免用热水伤到乳头，清洗涂药膏时要用医用棉签，避免感染。

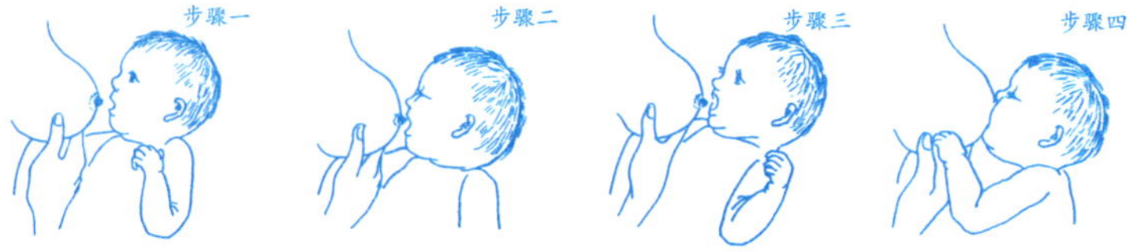

正确的衔接姿势是预防乳头皲裂最有效的方法。

五、乳房肿胀和乳腺管堵塞

产生原因：当乳腺不断分泌乳汁时，如遇到乳腺管不够通畅，乳汁不能及时排出，淤积在乳房内部，使乳房硬结、充盈、胀痛，在乳房中可以摸到可大可小的硬结。有时会有体温升高的症状。有的产妇在产后 24~48 小时内出现，发生后 1~2 天逐渐缓解，这是生理性乳房胀痛。也有因产后乳腺管还没有通畅，过早地喝蛋白质、脂肪含量高的高汤。有的妈妈奶水充足，但是因为晚上体力不支，就改为喂配方奶，乳汁过多过久的淤积造成乳房结块。

处理方法

（1）早开奶、早吮吸、早接触，按需哺乳。

（2）喂奶前热敷乳房，轻微按摩，疏通乳腺管。

（3）喂奶后冷敷乳房，减轻水肿。可用生菜、小白菜剁碎包裹在纱布当中，贴在乳房上，一日2次，可有效地缓解乳房胀痛。

六、乳房护理指导

（1）清洁与清洗：每次哺乳前后洗手，不可用力清洁，避免造成皮肤破损。每次哺乳前可热敷乳房，预防乳房肿胀。

（2）选择合适的哺乳内衣：因为乳房会在哺乳期变大变重，选择合适的哺乳内衣可以有效地缓解乳房下垂，减轻乳房肿胀。尽量选择纯棉、无钢圈的内衣，罩杯可稍微大一些，可以塞进防溢乳垫。肩带有一定的弹性，可以托得住乳房。

（3）避免乳房受挤压，睡觉时尽量平躺，不要压迫到乳房。

（4）不要用过冷过热的水刺激乳房。

（5）不可以在发生乳房结块时用梳子等刮乳房的表面，也不可以让不专业的人员按摩揉搓乳房，否则会损伤乳腺组织，造成乳房内部疾病。

（6）出现乳房肿胀结块时，不应该让爸爸来吮吸乳房，因为大人的口腔中细菌过多，大人的舌头也无法完全保持婴儿期的勺状，无法达到有效吮吸。

七、产后复查指导

产后42天应携带新生儿与产妇一起进行产后复查，一边及时了解产妇的恢复情况及婴儿的健康状况，让医生给予及时指导。主要查看子宫等生殖器官是否恢复到非孕期状态。

八、挤　乳

步骤

（1）洗手。

（2）准备用具：奶瓶、母乳保鲜袋、清洁乳房的棉球、毛巾。

（3）彻底地清洗乳房、双手。

（4）采用舒适的坐姿，将容器靠近乳房，拇指在上，其余四指在下面拖住乳房，手握成C型，将拇指、食指及中指放在乳头后方2.5~4厘米处，挤压区域以乳头为中心，半径约3厘米的区域。

（5）做有规律的挤放动作，指腹向乳头方向滚动，同时将手指的压力从中指转移到食指，将乳汁推挤出来。挤压时避免手指压得太深或太用力。不要挤压乳头。

（6）将手指放在正确的位置，并有节奏地重复按压、推挤动作。可以两边更换挤压，使一侧乳房得到休息。刚开始不会有乳汁流出，但挤压几次后，奶水会慢慢滴出。

教程 7

特殊产妇的护理

一、 高龄产妇的护理

随着二胎时代的到来，越来越多的妈妈变成了高龄产妇。高龄产妇在怀孕期间可能会出现妊娠期高血压、妊娠期糖尿病等其他症状，所以产后的恢复就相当重要。

1. 产后 42 天都要静养

高龄产妇需要在产后 42 天在安静、空气流通的环境中安心静养，不宜过早地操劳家务或过早地恢复工作。由于生产的风险，大部分高龄产妇都是选择剖腹产，所以在手术后的恢复就相当关键。在术后 6 小时一定要下床活动，防止盆腔静脉血栓炎和下肢静脉炎的发生。尤其是有妊高症的产妇必须及早进行下床活动。

2. 年龄越大患产后抑郁症的风险越高

这可能与产后体内激素的变化有关，所以整个家庭的关心与鼓励是非常重要的，从孕期就要做好充分的准备，把产后可能会出现的一些因素都要考虑进去，尽可能地让整个产褥期轻松愉快地度过。

3. 产后应温补，不要大补

高龄产妇产后都很虚弱，一定要吃些补血的食物，比较适合的食物是桂圆、乌鸡等温补的食物。此外，要补充蛋白质促进伤口愈合，牛奶、鸡蛋、海鲜等动物蛋白和黄豆等植物蛋白都应该多吃。如果新生儿比较大，由于子宫压迫下腔静脉，还有可能会有得痔疮的风险，所以应多吃水果和蔬菜。总之，高龄产妇在整个产褥期的饮食应清淡可口、易于消化吸收，且富有营养和足够的水分。

4. 妊娠期糖尿病的产妇饮食护理最重要

妊娠期糖尿病的产妇应在医生的指导下严格检测血糖，控制饮食当中糖份额摄入。

二、剖腹产产妇的护理

剖腹产时在分娩过程中，由于产妇和胎儿的原因无法使胎儿自然分娩，而由医生采取的一种剖开腹壁及子宫，取出胎儿及附属物的过程。由于麻醉等风险，做好术后护理才能使产妇尽快恢复并减少并发症的发生。

1. 护理注意事项

（1）尽早下床活动

剖腹产产妇因麻醉的原因，更容易出现下肢静脉血栓和肠粘连的风险，所以应尽早下床活动。

因为伤口的疼痛可能在术后前几天无法进行下床活动，但必须在床上进行翻身活动，家人可适当进行腿部按摩，促进血液循环。等尿管拔出后，可由家人搀扶进行床旁活动并让搀扶自己上厕所。但是整个过程必须要家人全程陪同，避免在床上躺的时间过久而下床活动时发生低血糖晕倒。下床活动时可以在腹部裹医院发的腹带，减少走路时伤口的震动和摩擦。

（2）尽早自主排尿

一般剖腹产产后 24 小时后静脉滴注后拔掉尿管，拔掉尿管的 3~4 小时内应提醒产妇自主排尿，以起到自然冲洗尿路的作用。

（3）术后 6 小时内需去枕平卧：因为麻醉的原因，剖腹产产妇在术后 6 小时不可以枕枕头，否则会引起呕吐物堵塞气道或头痛的风险。

（4）剖腹产产妇在产后 24 小时内，腹部会放两包盐压迫子宫，促进子宫收缩。剖腹产因为不像自然分娩，子宫有强烈的收缩，产后也不能立马哺乳促进子宫收缩。所以在产后为了加快子宫收缩，会滴注一定的缩宫素，并在伤口上放两包盐，用压迫来促进子宫收缩。

（5）剖腹产伤口护理：剖腹产产妇的伤口无须拆线，在伤口愈合后将敷料一手用棉签按压皮肤，一手轻轻撕开即可。若伤口出现红肿、黄色分泌物过多等特殊情况，可能是伤口感染，需立即到医院就诊。

若出现以下几种情况的产妇需特别注意伤口的护理

A. 手术时间过长、术中出血过多。

B. 产妇本身体抵抗力差，如患有糖尿病或营养不良。

C. 产妇身体过胖，脂肪液化等。疤痕是手术后伤口留下的痕迹，通常呈白色或灰白色，光滑、质地坚硬。大约在手术刀口结疤3周后，疤痕开始增生，这个时候，局部会发红、发紫、变硬并突出皮肤表面。疤痕处有新生的神经末梢。疤痕增生期大约持续三个月至半年左右，之后纤维组织增生逐渐停止，疤痕也逐渐变软变平。颜色变成暗褐色，疤痕会出现痒痛，尤其刺痒最为明显，特别是在大量出汗或天气变化时常常感到刺痒难以忍受。夏季出汗时疤痕被汗液浸湿，汗液中的盐分会刺激疤痕内部的神经末梢，所以会感到疼痛和奇痒。当天气变化时，疤痕内的的末梢神经能敏感地感受到这种变化。对此，应告诉产妇不用担心，疤痕的刺痒会随着时间的延长逐渐自行消失。

（6）擦浴较安全。剖腹产产妇因恢复较慢，刚开始采取擦浴，体力身体恢复后再开始淋浴，避免伤口感染或洗澡的过程中造成低血糖晕倒。

（7）适当的按摩子宫。剖腹产的子宫收缩会较顺产慢，所以需要药物的按摩的帮助。按摩时，一只手下拉按压伤口的皮肤，保护伤口，另一只手对腹部进行按摩。同时可以促进恶露的排出。

（8）因产后腹部疼痛，产妇看取半卧位，双腿屈膝，可使腹部肌肉放松，有效地缓解腹部疼痛。

2. 预防尿潴留的方法

A. 让产妇听流水声。

B. 温水清洗会阴，刺激排尿。

C. 热敷按摩小腹部促进排尿。

D. 温水洗脚，促进下肢血液循环，对顺利排尿有很好的帮助。

3. 剖腹产产后的饮食

因剖腹产的麻醉和伤口，在饮食上，尤其第一周与顺产有所不同。剖腹产产后在通气之前不可以进食，但是在通气前可少量地饮水，促进肠蠕动。通气后进食应选择流质食物，软质食物逐渐过渡到固体食物。

在手术后，可以让产妇先喝点萝卜汤，帮助因麻醉而减缓蠕动的胃肠道保持正常运动功能，以肠道排气作为可以进食的标志。

术后第1天，一般以稀粥、米粉、藕粉等流质食物为主。

术后第2天，可吃些稀、烂软的半流质食物，如烂面条、蔬菜汤等。

术后第3天就可以进行普通饮食，注意补充流失的蛋白质、各种维生素、微量元素以促进伤口的愈合。

4. 剖腹产产后饮食原则

（1）剖腹产产后一周内禁止食用蛋类及牛奶，以免胀气。

（2）避免油腻的食物。

（3）一周后可摄取肉汤、蛋、奶制品食物，以帮助组织恢复。

（4）多补充维生素和膳食纤维如紫米、小米粥等，促进肠蠕动、预防便秘。

（5）因为产后失血过多，需要吃一些补血的食物。

（6）产褥期内禁止食用生冷类的食物，如西瓜、梨、苦瓜等凉性的水果。

5. 剖腹产产后三周补身计划

第 1 周：以清除恶露、促进伤口愈合为主。

①猪肝有助于排恶露及补血，是剖腹产产妇最好的固体食物选择。

②最初可以选择稀饭、蔬菜汤、烂面条等食物。

③适当的甜点、面包。

④鱼和富含维生素 C 的水果、蔬菜有助于伤口的愈合。

⑤药膳食补可选择黄芪、枸杞、红枣等。

第 2 周：以防治腰酸背痛为主

（1）可食用鸡汤、鱼汤、肉汤类食物进补。

（2）其他食物可与第一周差不多，药膳部分可改为杜仲。

第 3 周：开始进补。

可食用鸡肉、排骨、猪蹄等肉类。

三、剖腹产产后的母乳喂养姿势

1. 床上坐位喂奶法

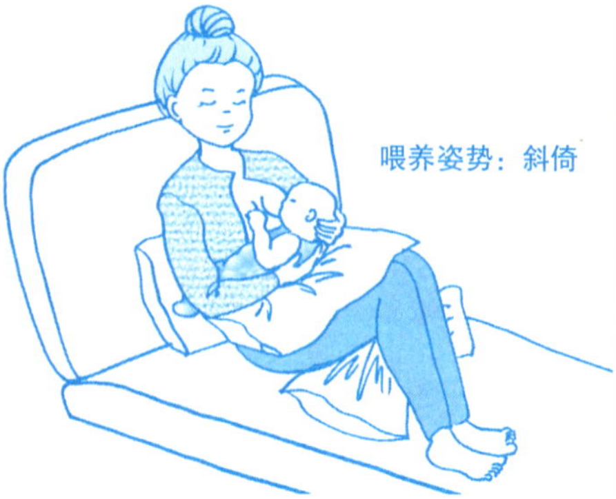

喂养姿势：斜倚

产妇取坐位或半坐卧位，在身体的一侧放小棉被或枕头垫到适当的高度，同侧抱住婴儿，婴儿下肢朝产妇身后，臀部放于垫高处，胸部紧贴产妇胸部，产妇对侧手以 C 字型拖住乳房，让婴儿张大嘴巴含住同侧乳头及大部分乳晕。

2. 床下坐位喂奶法

病房坐椅一张放于床边，产妇坐于椅上靠近床缘，身体紧靠椅背，以使背部和双肩放松，产妇身体的方向要与床缘成一夹角。婴儿放在母亲床上，可用棉被或枕头垫到适宜高度，产妇环抱式抱住婴儿哺乳，其他姿势同床上喂奶法。

教程 8

产妇的均衡营养配餐

产褥期的营养膳食调配合理可以为产妇恢复身体和为宝贝提供足够的母乳有很大的帮助，所以合理的膳食是产褥期产妇恢复和宝宝营养的关键。

一、产褥期的饮食营养

在产后 1~2 天宜吃清淡且易消化的食物，逐渐增加富含有丰富蛋白质、碳水化合物及适量脂肪的食物，如蛋、奶、鱼、瘦肉及豆制品等，此外还应注意补充维生素及矿物质，可多吃些新鲜的水果、蔬菜。为了防止便秘，也可以吃些粗粮。产妇需要加强营养，达到营养均衡的目的，但也不可无节制进补。

二、产褥期产妇所需的七大营养素来源

（1）蛋白质：瘦肉、鱼、蛋、奶、鸡、鸭等都含有大量的动物蛋白，花生、豆类和豆制品等都含有大量的植物蛋白。

（2）脂肪：肉类和动物油含有动物脂肪，豆类、花生、核桃、葵花籽和芝麻中含有植物脂肪，植物油是

日常食用脂肪的主要来源。

（3）碳水化合物：所有的谷物类，大米、面粉、土豆、板栗、藕都含有大量的碳水化合物。

（4）矿物质：绿叶蔬菜如油菜、菠菜、芹菜、小白菜中含有铁和钙较多，猪肝、鱼、豆芽菜中含磷量较高。海鲜、虾、鱼和紫菜等含碘量较高。

（5）维生素

维生素 A：鱼肝油、蛋、肝都含较多的维生素 A。菠菜、胡萝卜、韭菜中含胡萝卜素较多，胡萝卜素在人体内可转化成维生素 A。

维生素 B：小米、玉米、糙大米、豆类、蛋中含有大量的维生素 B，青菜和水果中也含有维生素 B。

维生素 C：各种新鲜蔬菜、柑橘、草莓、柠檬、葡萄、红果中富含维生素 C。

维生素 D：鱼肝油、蛋黄和乳类中含量最丰富。

（6）膳食纤维：新鲜蔬菜与水果、杂豆类、薯类等粗粮中含量丰富。

（7）水：饮用水、牛奶等饮品，各种粥可为产妇提供充足的水量。

三、产妇宜吃的食物

（1）鸡蛋：富含维生素、脂肪、卵磷脂、核黄素和钙、磷、铁及维生素A、维生素B、维生素C、维生素D等，是很好的营养品，但不能多吃，每日2~3个为宜。

（2）红糖：含有较高的铁、钙等矿物质，有补血、活血的功效，并且供给人体热量。然而红糖为粗制糖，杂质较多，饮用前应煮开过滤，除去杂质，以免引起消化道疾病。产后喝红糖7~10天为宜。

（3）乌鸡：妇科食疗佳品。乌鸡有补中止痛、滋补肝肾、益气补血、滋阴清热的功效，含有人体不可缺少的赖氨酸、蛋氨酸和组氨酸，能调节人体免疫功能和抗衰老。

（4）鲫鱼：有健脾利湿、和中开胃、活血通络、温中下气的功效，营养丰富全面，对于产后脾胃虚弱有很好的滋补作用。

（5）鲤鱼：可滋补健脾，利水消肿、通乳、清热解毒，对辅助缓解产后水肿、腹胀少尿、乳汁不通等皆有益处。

（6）猪蹄：营养丰富、味道可口，含有丰富的胶原蛋白，可促进毛发、指甲生长；有利于组织细胞正常生理功能，加速新陈代谢。猪蹄汤还有催乳、美容的作用。

（7）羊肉：羊肉味甘性热，益气补虚，温中暖下，适用于产后体虚疲劳、腰膝酸软、虚冷、腹痛等症状。

（8）蛤蛎：味道鲜美、物美价廉的海产品，富含蛋白质、脂肪、铁、钙、磷、碘，营养较全，可以帮助产妇抗压舒眠。蛤蛎中的牛磺酸还是促进宝宝脑组织和智力发育必不可少的成分。

（9）鸡肉：鸡肉中的蛋白质含量比较高、种类多而且消化率高，容易被人体吸收。产妇体虚乳少者可吃鸡肉滋补强壮。

（10）牛肉：含有丰富的蛋白质和氨基酸，有补血和修复受损组织的作用，能提高机体的抗病能力，肌氨酸含量很高，对增长肌肉增强力量有很大的帮助。

（11）牛奶：牛奶含有丰富的营养元素，非常有益人体健康。

（12）豆腐：豆腐中含有丰富的蛋白质、脂肪、碳水化合物、矿物质、维生素及人体需要的 8 种氨基酸，2 两豆腐中含有的蛋白质相当于一个鸡蛋中所含的蛋白质。豆腐属于低热量、低脂肪、高蛋白、不含胆固醇的优质食品。

（13）香菇：富含蛋白质、氨基酸、多种维生素，对人体新陈代谢、提高机体适应能力有很大的作用，常用于脾胃虚弱、食欲减退、少气乏力等症状者食用。

（14）红枣：味甘性温，有补中益气、养血安神、缓和药性的功能。对于产后抑郁、心神不宁有很好的缓解功效。

（15）莲藕：熟莲藕有健脾开胃、益血补心、补五脏的功效。莲藕中的碳水化合物含量不高，而含维生素C和膳食纤维比较丰富，对产后缺铁性贫血产妇有很大帮助。

（16）核桃：核桃中的磷酸，对大脑神经有良好的保健作用，核桃油含有不饱和脂肪酸，有预防脑动脉硬化的功效。生吃核桃与桂圆肉、山楂能改善心脏功能。

四、月子餐制作

1. 制作前准备

制定月子餐食谱。产妇在月子期间身体处于一个特殊时期，除了补充足够的营养促进产后体力恢复外，还要哺喂新生儿，因此需要均衡的营养素、汤汁、多样化的主食、丰富的水果蔬菜。由于产妇不定时哺乳，这就需要每日增加就餐的次数，一般每日5~6餐，每日分为3次主餐和上午10点、下午3点、晚上8点3次加餐。

2. 月子餐的制作原则

（1）生熟菜板、刀具、抹布要分开。

（2）食物要松软可口，易消化。

（3）少食多餐，口味清淡，保证营养。不过快过度进补。

（4）煲汤主料乌鸡、排骨可先焯水洗净，再凉水下锅，大火烧开，小火慢炖，以保持营养成分。

（5）炒菜时应注意色香味俱全，清淡不油腻，既有营养又能享受到就餐的快乐。

（6）营养搭配要均衡，注意主食与辅食的搭配，干与稀的搭配，荤与素的搭配，在保证营养的同时，应适当吃些蔬菜水果。

（7）现吃现做，尽量不吃隔夜的食物。

3. 制作后处理

（1）将使用过的炊具清洗干净放回原处。

（2）将灶台炊具周围清理干净，清扫地面并用拖布拖干净。

五、月子餐食谱参考

（1）早晚餐可选择莲子红枣粥、小米红糖粥、红豆大米粥、小枣紫米粥、红薯玉米粥、荷包蛋、疙瘩汤、鸡汤馄饨、鸡汤蔬菜面等。

（2）主食米饭、馒头、花卷、豆包、糖卷、软面水饺、发面包子、发糕、千层饼等。

（3）汤可以选择鲫鱼汤、乌鸡汤、花生排骨汤、莲藕猪脚汤、番茄牛肉汤、小白菜肉丸汤、羊肉冬瓜汤等。

（4）素材可以选择白菜豆腐、鸡蛋炒菠菜、胡萝卜豆腐丝、西红柿鸡蛋、清炒油麦菜、鲜蘑油菜等。

（5）荤菜可以选择海带炖肉、芸豆炖排骨等炖煮为主的做法。清炒虾仁、冬笋炒肉丝等清淡有营养的菜品也非常适宜。

六、产褥期饮食注意事项

（1）不要吃冰冷、坚硬的食物，损伤胃肠道和牙齿。

（2）少食辛辣温燥的食物，如辣椒、胡椒、韭菜等，以免引起便秘或痔疮。

（3）少食油炸食物，防止消化不良。

（4）产后不宜过早地喝催奶汤。

（5）不吃老母鸡等影响乳汁分泌的食物。

（6）产后一周内不宜服用人参。

（7）不饮浓茶、咖啡、气泡饮料，禁烟忌酒。

（8）不食用过咸食物，避免浮肿。

（9）红糖应在 7~10 天内食用，避免血性恶露时间延长。

七、合理的进食顺序

产褥期，饮食顺序也会影响健康，切忌一边吃饭一边喝汤，更不要汤泡饭，或饭后喝一大碗汤，这样对正常消化不利。有的产妇甚至会把喝汤当成是一种负担，这样更不利于泌乳。

正确的顺序是：汤——青菜——饭——肉，餐后半小时食用水果。要想奶水充盈，最好在喂奶后喝些汤水或奶制品，及时补充液体，为下次哺乳做准备。

八、明确每周饮食目的

第 1 周：代谢排毒周（饮食以排毒消肿为主要目的）

代表性食物有：生化汤、红糖水、花生粥、小米粥、红枣白米粥、红小豆薏米粥、黑芝麻糯米粥、南瓜粥、蔬菜汤、西红柿鸡蛋汤、鲫鱼萝卜丝汤、冬瓜虾仁汤、鲤鱼豆腐汤、鸽子汤、雪儿木瓜汤、鸡汤面条、馄饨面等。

第 2 周：调理气血周（饮食以清补为主要目的）

代表性食物有黑米粥、花生百合粥、大枣糯米粥、八宝粥、桂圆枸杞粥、木瓜炖奶、黄花菜瘦肉粥、金针菇肉丸汤、海带豆腐汤、菠菜猪肝汤、土鸡汤、软面饺子、馒头、花卷、香软米饭、西红柿炒鸡蛋。

第 3 周、第 4 周：滋补进养周（饮食以进补、催乳为目的）

代表性食物有猪蹄汤、清炖乌鸡汤、胡萝卜牛肉汤、海带排骨汤、西兰花炒虾仁、三馅饺子等。

教程 9

新生儿护理

一、　新生儿生长发育特点

1. 足月新生儿和早产儿

足月新生儿：妊娠满 37 周以上，不足 42 周，出生体重大于 2500 克（2500~4000 克），头围 33~35 厘米，身长 47~52 厘米的新生儿。早产儿是胎龄不足 37 周，出生体重小于 2500 克，器官功能不够成熟的新生儿。

新生儿期：胎儿出生后满 28 天。

新生儿早期：出生后一周内。

2. 新生儿外观特点

（1）头

新生儿头部占身长的 1/4，头发分条清楚，刚出生时头部因分娩受产道挤压，出现头部比较尖的情况，会随着月龄的增长，慢慢恢复到正常。出生时头围 33~34 厘米，前囟门斜径为 2~2.5 厘米，前囟门约在 12~18 个月时闭合，后囟门在 2~4 个月时闭合，在宝宝平静的状态下，可看到前囟门一起一伏，有脉搏在跳动，属于正常现象。

（2）皮肤

新生儿刚出生时皮肤覆盖一层胎脂，皮肤红润、薄嫩，皮下脂肪少，血管丰富，皮肤娇嫩易受感染，鼻尖及鼻翼处可见黄白色小点，称粟粒疹，一般在两周左右消失。

（3）口腔

新生儿硬腭中线有黄白色小点，称上皮珠，一个月后自行消失，牙龈上有黄白色小点，俗称“马牙”，数周至数月可自行消失，不可以挑破，以免造成感染。

（4）颈部

新生儿颈部短小，出生时无法抬稳头部，抱宝宝时要保护好颈部。清洗时也要注意清洗宝宝的颈部皮肤褶皱部位。

（5）胸部

新生儿胸部窄小，乳晕清楚，可有乳腺结节，出生时胸围较头围小 1~2 厘米。若宝宝的乳头分泌如乳汁一样分泌物或突出，都属于正常现象，是由妈妈体内的雌激素影响导致，不可以用手挤，以免造成感染。

（6）腹部

新生儿腹部隆起，脐带部位有残端，用特殊的线结扎。注意观察脐带周围有无渗血、渗液、分泌物有无臭味，脐轮周围是否发红。

（7）四肢

新生儿四肢呈屈曲状，指甲超过指端，足纹多。

3. 新生儿生理特点

（1）呼吸系统

新生儿呼吸为 40~45 次 / 分，以腹式呼吸为主，呼吸中枢未发育成熟，肋间肌弱，故呼吸浅而快，不规则，有时会呼吸较快，有时会有 2~3 秒的停顿，属于正常现象。

（2）血液循环系统

新生儿的心率为 120 次 / 分 ~140 次 / 分，血液多集中于躯干，故四肢易冷及出现紫绀，所以新生儿的手指和脚趾有紫色，属于正常现象。新生儿的衣物薄厚程度不能以手指的温度来决定。应以后背的温度来决定。

（3）消化系统

新生儿胃容量小，贲门括约肌松弛，幽门肌紧张，胃呈水平状，食道短，所以新生儿易发生溢奶。新生儿出生后 24 小时内排出胎便，胎便呈墨绿色、黏稠状，约 2~3 天排完，若新生儿 24 小时内没有排便应立即与医生联系。纯母乳大便为金黄色，次数多，呈糊状。吃配方奶的新生儿大便颜色略暗，略干，次数较少。

（4）泌尿系统

新生儿在最初 2~3 天内尿量较少，每天排尿 4~5 次，在出生后 12 小时内排尿，以后随着吃奶量和饮水量的增加，每天排尿可达 20 次左右。

（5）体温调节

胎儿在宫内是恒温，出生后保暖能力差，散热快，出生后第 1 小时内体温可降 2 摄氏度。在出生后 12~24 小时，体温可调节到 36~37 摄氏度。新生儿体温不稳定，易受外界环境的影响。

（6）免疫系统

新生儿的免疫力主要是在出生前通过胎盘获得，从初乳中可获得抗体，母乳喂养中可以获得大量的抗体。对一般的传染疾病可以达到预防的目的。

（7）神经系统

新生儿的神经系统未发育成熟，每天大部分时间都是在睡觉。

4. 新生儿常见的生理改变

（1）生理性体重下降

新生儿出生后 2~3 天因进食少，排胎便、皮肤蒸发等不显性失水，体重可减轻。下降量约为体重的 6%~9%，最多不超过 10%，一般在 7~10 天恢复体重。

（2）生理性黄疸

大部分新生儿出生后 2~3 天会出现皮肤、黏膜、白眼球发黄，4~5 天黄疸最重，可涉及躯干和四肢近端，7~10 天逐渐消退。除了黄疸以外，若没有其他异常，如精神好，吃奶状况良好，大小便正常，只需要晒太阳，多吃多排就可以，无须进行特殊处理。

（3）色素斑（胎记）

在新生儿骶尾部、腰背部、臀部往往可以看到蓝灰色的色素斑，医学上叫胎痣或胎生青记。多为圆形或不规则形，边缘清楚，压之不褪色（因皮肤深层色素细胞堆积所致）。色素斑会自行消失，不需治疗。

（4）假月经

女婴出生后 3~5 天，从阴道流出似牛奶样的分泌物，有时可见少量阴道出血，持续 3~4 天，这是由于在胎内受母体性激素影响，做简单的清洁就可以。

（5）乳房肿大

无论男婴还是女婴，在出生后 3~5 天内出现乳房肿大，有时溢出微黄色液体，称泌乳，出生后 8~10 天达到最高峰，经 2~3 周后自行消失。

（6）新生儿打喷嚏

新生儿经常打喷嚏，因为新生儿鼻腔狭窄，没有鼻毛，遇到空气中的粉尘就会打喷嚏。并不是因为感冒导致，打喷嚏有助于新生儿将鼻内的异物排出，阻止灰尘进入肺内。

（7）打嗝

新生儿容易打嗝，特别是吃奶以后，可能是吸入冷空气或是吃奶过急。新生儿神经发育不完善，对膈肌控制不好容易引起打嗝，待新生儿神经系统功能完善后，便不会打嗝频繁。新生儿打嗝时，喂些温开水或母乳，打嗝可以终止。

（8）溢奶

溢奶时乳汁从嘴角流出，量不多，发生在喂奶后不久，有时发生在哺喂后1~2小时。新生儿胃容量小，胃呈水平位，易发生溢奶，6个月左右溢奶会逐渐消失。

（9）马牙

在新生儿出生后牙龈里面会有一颗颗像牙齿一样的东西，俗称为“马牙”，但它不属于真正的牙齿。新生儿的马牙是一种正常的生理现象，是由细胞堆积而成，不用处理，随着新生儿生长，会自然消失。不可以用针挑破或用纱布擦拭，以免引起感染。

（10）螳螂嘴

新生儿哭的时候，常常可看见口腔两侧有厚厚的脂肪垫隆起，俗称“螳螂嘴”。这是正常现象，厚厚的脂肪垫有助于宝宝吮吸乳汁。

（11）新生儿脱发

新生儿的胎发是由母体当中带出的，大部分新生儿在出生后2~3周内发生明显的脱发，这是由于新生儿出生后，大部分毛囊在数天内迅速生长所致，一般经过

9~12 周后，会重新长出新发。

（12）排气

新生儿期会大量的放屁，有助于新生儿排除腹部的胀气，有效缓解肠绞痛，在新生儿宝宝安静的状态下，可以让宝宝趴着，促进肠蠕动，使气体排出。

二、新生儿的生活环境要求

自胎儿出生后 28 天这段时间为新生儿期，是胎儿脱离母体逐渐适应外界生活的过渡时期。新生儿组织器官尚未发育成熟，对外界的环境适应能力低下，因此，做好新生儿的家庭护理，是促进新生儿健康成长的关键。

1. 生活环境需求

居室清洁卫生，阳光充足，空气流通，室温 22~24 摄氏度，湿度为 55%~65%，低体重新生儿的室温为 24~26 度。无论冬季夏季，需每日开窗通风，早晚各 1 次，但不可直接对着新生儿、产妇吹风。

2. 新生儿用品

（1）衣物

新生儿的衣物要宽松、柔软衣物材质。宽大便于穿脱，每天更换。

（2）尿布

新生儿期建议最好使用纸尿裤，避免频繁地打开包被。或因尿布没有消毒干净而导致红臀。随着宝宝的年龄增长，可采用白天使用尿布，晚上使用纸尿裤。

（3）喂奶用具

新生儿所有接触口腔的用品必须全部清洗消毒，奶嘴大小孔适合新生儿使用。

3. 新生儿心理发育

多项研究表明，早期激发促进婴儿发育。环境对婴儿发育的作用十分重要。在早期的日常护理中，如洗澡、换尿片、哺乳、穿脱衣服、做抚触时与新生儿进行眼神交流，温柔的说话，播放音乐，随着交流的增多，对新生儿的心理发育有着至关重要的作用。

三、新生儿的喂养

1. 指导母乳喂养

（1）母乳喂养的好处

①母乳的营养成分适合新生儿的生长发育，母乳有利于新生儿的大脑发育。

②母乳营养比例适合，易于消化吸收。

③含有抗体，可增强抵抗力，免受细菌感染。

④母乳可减少新生儿得一些过敏性疾病的概率。

⑤喂养方便，温度适宜，永远新鲜，不受细菌污染。

⑥母乳可随着婴儿月龄的增加，随时更改营养比例。

⑦增进母婴感情。

⑧有助于母亲的形体恢复。

⑨促进子宫收缩。

⑩降低妈妈得乳腺等方面的疾病。

2. 母乳的营养成分和功能特点

（1）母乳的分类

①初乳，产后一周分泌的乳汁，其特点是色黄、较稠，抗体、蛋白质含量较高，有助于胎便排出。

②过渡乳，产后 1~2 周分泌的乳汁，蛋白质较初乳少，脂肪和乳糖较初乳多。

③成熟乳，在产后 3 周分泌的乳汁，脂肪含量高，有利于新生儿脑的发育。

（2）母乳喂养的次数

新生儿出生半个小时内就可以开始哺乳，并按需不定时哺乳，新生儿出生 4~8 天内会随着频繁的吮吸，乳汁量不断的增加。对于嗜睡和安静的新生儿，应在白天给予频繁的哺乳，以满足其生长发育的营养。

（3）判断母乳充足

①喂奶，伴随着新生儿吮吸的动作，可听到新生儿的吞咽声。

②哺乳前母亲感觉到乳房胀满，哺乳时有下乳感，

哺乳后乳房变得柔软。

③两次哺乳期间，新生儿感觉到满足、表情愉快、眼睛明亮、反应灵敏，睡眠时安静、踏实。

④新生儿每天更换尿片 6 次以上，大便每天 3~4 次，呈金黄色糊状。

⑤新生儿平均每周增加 150 克左右。

（4）夜间喂奶的注意事项

新生儿因胃容量较小，夜间也需要哺乳。夜晚哺乳因在半睡半醒的状态下容易发生意外，所以夜间哺乳需注意几点：

- 不要让新生儿含着乳头睡觉。
- 新生儿含着乳头睡觉会影响睡眠，也造成不良的吃奶习惯，而且还会在母亲熟睡以后，乳房压住新生儿的鼻孔，造成新生儿窒息死亡。
- 若是新手妈妈，不能熟练的掌握喂奶姿势或夜间劳累，可采取坐位喂奶，避免意外发生。
- 尤其是夜间喂奶，若需更换尿片，必须在喂奶前进行，避免喂奶后更换尿布，奶汁反流，造成呛咳或窒息。

3. 人工喂养

母亲患有疾病或其他原因不能母乳喂养时，需用配方奶代替。

人工喂养每日所需奶量

月　龄	每日奶量（毫升）	哺喂次数（次 / 日）	每次奶量（毫升）
1~2 周	200~400	6~7	30~70
2~4 周	400~600	6~7	60~90
1 个月	700 左右	6~7	100~120
2~3 个月	720~900	6	120~150
4~5 个月	900~1000	5~6	150~200
5~6 个月	1000 左右	4~5	200~250

4. 冲调奶粉

（1）冲调奶粉的方法

①洗干净双手。

②取消毒过的奶瓶，加入适量的开水，再加入凉好的凉白开。水温控制在 40~60 摄氏度之间。

③从奶粉桶中取适量的奶粉，在奶粉桶边刮一下，保证是一平勺奶粉。对准奶瓶口倒入奶粉。

④给奶瓶盖上奶瓶盖，轻轻顺时针摇晃。也可采用双手搓的方法。

⑤松开奶瓶，排出摇晃产生的气体。再拧紧瓶盖。

⑥将奶瓶倒置，滴几滴奶在手腕内测试水温，奶嘴不可碰触到手臂。

（2）冲调奶粉的注意事项

①往瓶中倒奶粉时注意勺与瓶口保持一定的距离，避免勺子受潮影响整桶奶粉。

②配奶粉前详细查看说明书，确定好一勺奶粉需多

少毫升的水，不同品牌，配方比例不同。

③如新生儿第一次不能吃30毫升的奶，但奶粉说明书是30毫升1勺奶粉，配奶粉时不可按照自己估计的量减少奶粉，只配10毫升，为了避免随意更改奶粉的浓度，还是需配30毫升。随意更改奶粉的浓度会增加新生儿的肠道负担。

④配方奶最好现喝现配，以免造成污染及变质。

⑤已冲调好的奶粉不可加热煮沸，以免破坏奶粉中的营养物质。

⑥当新生儿需服药时，不可将药物加到奶粉中给新生儿服用。

（3）人工喂奶时的注意事项

①喂奶前洗净双手。

②喂奶前将奶液滴几滴于手腕内测试温度。

③喂奶时将奶瓶竖起，使奶液充满奶嘴，以免婴儿吸入空气。

④剩余奶液可以倒掉，不要留到下次再喂。

⑤若宝宝因饥饿大哭时，为避免呛咳或将奶液吸入肺中，可先将奶嘴由宝宝的嘴角进入，等吮吸几口后再将奶嘴慢慢移动到正中间。

（4）奶瓶清洗消毒方法

①清洗双手。

②分开奶嘴、奶嘴圈、奶瓶、奶瓶盖。

③用奶瓶刷逐一放于流动水下清洗，清洗奶瓶时先清洗奶瓶内部再清洗奶瓶外部。

④在消毒锅中加好水，放好奶瓶，奶嘴、奶嘴圈、奶瓶盖分开摆放在消毒锅的上层，盖好盖子，按开始。到时间消毒锅会自动停止，用奶瓶夹组装好奶瓶留取备用。

⑤若没有消毒锅，可采取煮沸的方法。将清洗好的奶瓶放入锅中，水面没过瓶身，水开煮沸七分钟的时候放入奶嘴、奶嘴圈、奶瓶盖，到十分钟时停止。然后用奶瓶夹组装。

5. 给新生儿喂水

母乳喂养的宝宝在前六个月之前是不需要喂水的，母乳当中的水分可以满足新生儿身体的需要。但前提是妈妈不缺水，妈妈在哺乳期需要多饮水。但是妈妈喝的汤与水是有本质区别的，不可以用汤来代替水。

人工喂养与混合喂养的宝宝需要额外的添加水分，在两次奶之间可以喂一次水，但是不可以超过 10 毫升，新生儿期一般在 5~6 毫升，可随着新生儿月龄的增加，饮水量随着增加。

但是新生儿不是饮水越多越好，若饮水过量，会增加新生儿心脏、肾脏的负担。

因喂水较少，用奶瓶不太好控制量，可选用小碗小勺来喂。

6. 特殊婴儿的喂养

1. 牛奶过敏的婴儿的喂养

（1）牛奶过敏的原因

①乳糖不耐受。新生儿的肠道中缺乏乳糖酶，对牛奶当中的乳糖不能吸收，所以婴儿会消化不良。通常此类因素只有胃肠道方面的不适，大便稀，如果停止奶粉，症状会很快改善。

②牛奶蛋白过敏，婴儿对牛奶当中的蛋白质过敏。以胃肠道方面的反应较为严重，如会出现腹泻、呕吐、便中带血、腹痛、腹胀等。

当牛奶中蛋白质被胃肠道吸收，随着血液运送到全身各个器官，也会产生不同器官的过敏反应，若停止接触牛奶，过敏反应会逐渐消失。

（2）牛奶过敏的婴儿可食用特别配方的奶粉

若确定婴儿为牛奶过敏，就不可接触与牛奶相关的任何奶制品。可采用特别配方的奶粉，又称“医泻奶粉”，可供对牛奶过敏或长期腹泻的婴儿食用。

“医泻奶粉”与其他的配方奶粉的区别是：以植物性蛋白或经过分解处理后的蛋白质取代牛奶当中的蛋白质，以葡萄糖代替乳糖；以短链及中链的脂肪酸代替一般奶粉中的长链脂肪酸。虽成分与牛奶的配方奶有所不同，但仍可以为婴儿的身体成长提供必要的营养成分。

7. 早产新生儿的喂养

早产新生儿指胎龄未满 37 周，出生时体重未满 2.5 千克，身高小于 46 厘米的婴儿。凡是出生时体重低于 1.5 千克以及不能吮吸的早产婴儿，刚出生家庭是无法自行喂养的，必须由医护专业人员来喂养。体重在 1.5~2.5 千克的早产儿最理想的营养食品是母乳，因早产婴儿为追赶式生长，母乳当中又有抗体，可以为低体重新生儿提供充足、安全的营养。早产新生儿吮吸力度弱，消化能力差，胃容量小，必须采取少食多餐的喂养方法。母乳喂养是按需哺乳，同时给予宝宝安全感。若是配方奶喂养，体重在 1.5~2 千克的新生儿一天喂 12 次，每 2 小时一次。体重在 2.5~3 千克的新生儿一天喂 8 次，每 3 小时喂一次。

四、新生儿大小便的护理

1. 新生儿大小便的状况

（1）大便

大多数婴儿出生 12 小时内开始排胎便，胎便的颜色为深绿色、棕黑色或黑色，呈黏糊状，没有臭味，接下来几天，粪便颜色逐渐变淡，一般在 3~4 天内胎便排尽，婴儿粪便转为转为黄色。

若新生儿出生 24 小时后仍无大便，要立即与医生联系。

（2）小便

多数新生儿出生后第一天就开始排尿，但尿量很少，全天尿量通常只有10~30毫升，小便次数少，第一天只有2~3次，尿色开始较深，一般呈黄色，以后随着开始喂奶，新生儿摄入的水分逐渐增加，小便次数也逐渐增加。

少数新生儿刚出生排出的小便略带砖红色，这是由于尿酸盐沉积导致，属于正常现象，一般不必特殊处理，只需增加喂奶量，过几天可逐渐消失。

2. 不同的喂养方式不同的排便次数

（1）母乳喂养新生儿的排便次数

母乳喂养的新生儿出生后几周内，每天会有几次排便，有些在每次喂入后都排便，通常是浅黄色面糊状或浓奶汤状。在1~3个月时排便次数慢慢减少，有的一天只排便一次，有的需隔一天排或隔更久时间排便一次。只要新生儿没有其他不适，不需要担心，母乳喂养的新生儿即使2~3天排一次大便也属于正常现象。

（2）人工喂养的新生儿排便次数

人工喂养的新生儿每天可排便1~4次，并逐渐过渡到每天1~2次。

3. 大便后的清洁处理

（1）婴儿清洁的基本步骤

①物品准备：接水的盆，小茶壶或舀水的瓢，温水、棉球6颗，干净的小帕子一个，纸尿裤，垃圾桶。

②打开纸尿裤，(把黏胶部分折起，避免黏胶划伤皮肤)可用纸尿裤前半部分擦去屁股大便多的部分，把脏的纸尿裤垫在婴儿屁股下面，用湿纸巾擦去腹股沟等部位的大便，一同将脏的纸尿裤扔掉。

③一人抱起婴儿，坐在比较矮的凳子上面，婴儿面朝外侧，大人一手托住婴儿的臀部及一侧大腿部分，由另一个大人用小茶壶冲水，用棉球从上到下，从内到外清洗会阴部位及大腿内侧的皮肤，最后清洗肛门周围。在清洗的过程中避免棉球反复来回擦洗，若没有清洗干净可再增加棉球个数。

④用干棉球或小帕子擦干婴儿屁股，把婴儿放在床上，打开纸尿裤，用一只手提起婴儿的双脚，另一支手把纸尿裤放在婴儿臀部下面，用棉签涂抹护臀霜，把纸尿裤拉至婴儿腹部，用手平行推纸尿裤粘贴部分，粘好一侧后平行推向另一侧，再粘好另一侧。

特别提醒：

①不建议在婴儿的臀部涂抹爽身粉。

②在给男婴清洗臀部时，不要把包皮往上推，在男

婴半岁前都没必要刻意的清洗包皮，因为在四岁左右包皮和阴茎才可以完全长在一起。

（2）如何辨别新生儿大小便异常

母乳喂养的新生儿有以下几种异常情况：

①大便呈黄色，且粪与水分开，大便次数增加，说明消化不良，提示母乳中含糖分过多。限制产妇糖量的摄入。

②当母乳中蛋白质过多，婴儿大便有硬结，臭味比较重，需减少产妇蛋白质及鸡蛋的摄入。

③母乳喂养不足，大便的色绿，量少且次数多。

五、清洁卫生

新生儿在天气环境允许的情况下，可每天洗一次澡，洗澡的时间尽量安排在下午两点左右，不建议安排在晚饭后，晚饭后洗澡会使新生儿比较兴奋，难以入睡。洗澡的时间也应该控制在三分钟左右，同时检查宝贝的身体皮肤状况，尤其是褶皱部位有无破皮等，及早发现做出处理。

1. 新生儿吃奶一小时后安排洗澡，避免发生吐奶，饥饿状态下也不适宜洗澡。

2. 洗澡准备

（1）物品：水温计、洗澡盆、换洗的衣物、纸尿裤、擦澡的毛巾、洗发水、小毛巾、棉球、润肤露或抚触油、棉签、酒精。

（2）室温：28~30 摄氏度

（3）水温：38~40 摄氏度，最好用水温计测量，大人主观会和宝贝的皮肤感觉出现偏差，也有的老人怕宝贝着凉，刻意会让水温高一些，这样会对宝宝的皮肤有损伤。放水时先放冷水再放热水，水不可过多，将宝贝的腹部刚浸在水中为宜，水过多浮力太大会手部打滑使宝贝呛到水。

3. 洗澡方法

（1）铺好两层大毛巾。

（2）将棉球放入洗脸的小盆、小帕子放入洗澡的大盆。

（3）将宝贝放在铺好的大毛巾上，脱去衣物，并及时用大毛巾包裹，注意此时不解下纸尿裤。

（4）大人坐在小凳子上，一手托住宝贝的头颈部，将宝贝的臀部及脚夹在腋窝里，用棉球开始清洗脸部，具体的步骤为：眼睛的内侧擦向外侧，换一个棉球擦拭另一只眼睛—嘴—脸颊—额头—鼻子—耳廓—耳后—颈部。

（5）洗头，用水将头部洗湿，洗发水在手中打起泡沫后涂在头部，轻轻按摩，注意不要碰触囟门。将泡沫冲洗干净。

（6）将宝贝放在之前铺好浴巾的位置，打开浴巾，拿掉纸尿裤，并面带微笑与宝贝沟通要下水准备洗澡，避免宝贝对洗澡产生恐惧。

（7）一手托住宝贝的头颈部，一手托住宝贝的臀部，将宝贝的小脚在水中轻轻的荡两下，以让宝贝适应水温，再放臀部进水，慢慢将后背也放到水中，成人用手臂托住宝贝的头颈及一侧的胳膊和肩胛骨，用小帕子盖住腹部，开始用棉球清洗颈部、腋下、前胸、腹部、双臂及双手、后背，然后再清洗双腿、双脚、腹股沟臀部、肛门。

（8）托住婴儿臀部，将婴儿抱出浴盆，放在铺好的浴巾上面，用浴巾包裹，并擦拭身上的水分，尤其是所有的褶皱部位，必须擦拭干净，如腋下、腹股沟、膝盖的弯曲部位、颈部等。

（9）换走已经湿掉的毛巾，在婴儿的臀部垫一块干净的纸尿裤，准备好酒精与棉签，用蘸有酒精的棉签顺时针擦拭脐部，可用两到三根棉签，一直擦拭干净为止，再用一根干棉签把酒精搌干净。脐部消毒药一直做到宝贝满月，即使脐带脱落也要坚持消毒。

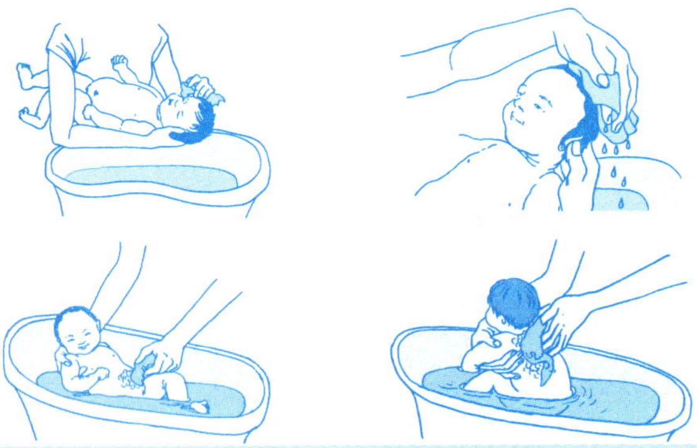

4. 抚触

尤其需要注意的是整个抚触的过程中要一直保持微笑，并与宝贝说话沟通或唱儿歌，若宝贝哭闹，就立即停止，抚触必须在宝贝配合平静的情况下进行。脸部建议用润肤露，不要用抚触油。

（1）头部按摩

①双手大拇指放于新生儿眉宇中间，两个拇指同时向滑向太阳穴，可连续 4~6 次。

②同上动作换到眉毛。

③两手大拇指放在下巴中间，同时滑向耳垂 4~6 次。

④用双手的四指指秃从发际线梳理头发至颈后 4~6 次。

（2）手臂按摩

①大拇指与四指分开，从大胳膊处出发用指秃按摩胳膊 4~6 次，并依次触摸每根手指两侧胳膊轮流进行。

（3）胸部按摩

①大拇指、食指与其余三指分开，从肋缘出发，大胳膊根部结束，左右手轮流交替数次，必须避开乳房。

（4）腹部按摩

双手四指顺时针用指秃按摩腹部。注意不要碰到脐带。

（5）腿部按摩

腿部脚脚部按摩与手臂相似。

（6）背部按摩

新生儿取俯卧位，从头部出发，以问号的形式下滑到尾椎并按摩尾椎，从脊椎出发用四指指禿向两侧轻推按摩。

按摩结束后，让婴儿平躺并穿好纸尿裤，准备穿好衣服。

教程 10

新生儿常见情况的处理

一、新生儿的预防接种

新生儿一出生就要接种的疫苗有两种，一是卡介苗，一是乙肝疫苗。

1. 卡介苗

卡介苗是每一个健康的新生儿必须接种的疫苗，接种卡介苗可预防结核病。当患有开放性肺结核的病人咳嗽或打喷嚏时，可以将结核杆菌散布到空气中，新生儿的抵抗力较弱，若受到了结核菌的感染，容易发生急性结核病，如结核性脑膜炎，因此，每一个新生儿都要接种卡介苗。

（1）接种时间

一般在出生后 24 小时内进行卡介苗的接种。

（2）接种部位

在新生儿的左上臂三角肌中部进行皮内注射。

（3）接种反应及注意事项

① 接种后 2~3 天仅可见存接种部位有小红点，不要经常用手去触摸，以保持局部清洁，避免其他细菌感染。

洗澡时应避免弄湿注射部位的皮肤。

② 接种 2~3 周，局部会呈现红色小结节，以后逐渐长大，稍有痛痒。

③ 接种 3~4 周，接种处皮肤会出现黄豆大小，暗红色突起，中间有硬块，随后，硬块中央部分软化，形成小脓包后自行破溃，形成溃疡。如果接种部位发生严重感染，请医生检查和处理。

④ 最后经过 2~3 个月痂皮脱落，形成一颗水久性的略凹陷的圆形疤痕。这是接种卡介苗的正常现象。

（4）接种禁忌

如果新生儿出生体重不足 2500 克、有先天性的免疫缺陷、为早产儿、体温高于 37.5℃、出生时有严重窒息，在各种疾病的急性期、患严重湿疹等均不应接种疫苗。

小帖士

接种卡介苗后，接种疫苗的医护人员都会在新生儿的接种卡上做记录，如果接种证上没有记录，应及时向新生儿出生的医院进行询问，以便在可以接种时，及时进行补种。在新生儿满 5 个月时，还要进行复查，了解卡介苗接种后是否有效。

2. 乙型肝炎疫苗

乙型肝炎在我国的发病率很高，如果孕妇患有高传染性乙型肝炎，那么婴儿出生后患病的可能性达到90%，所以让新生儿接种乙肝疫苗是非常必要的。

（1）接种时间

新生儿出生后24小时内接种第一针，满月后接种第二针，满6个月时接种第三针。

（2）接种部位

上臂三角肌进行肌肉注射。

（3）接种反应及注意事项

接种后局部有可能会发生红肿，疼痛；少数伴有轻度发烧、不安、食欲减退，这些状况大多在2~3天内自动消失。

（4）接种禁忌

出生体重不满2500克、处在疾病的急性期或过敏体质的新生儿都不应接种。

二、新生儿常见疾病的护理

1.“红臀”的护理

红臀就是我们常说的尿布疹，主要是由于臀部皮肤长时间在潮湿、闷热不清洁的环境中造成。也有部分婴儿是由于纸尿裤过敏造成的。

尿布疹重点在预防而不是治疗，只要是护理得当，一般不会出现这样的情况。需做到以下几点：

（1）每次大便后清洗臀部。

（2）选用合适正规厂家的纸尿裤。

（3）可用棉球清洗臀部，减少其他棉织品对皮肤的摩擦。

（4）用湿纸巾擦过之后，会在臀部留一定的水分，可以用一个棉球将水分擦干以后再涂抹护臀霜，尤其是腹股沟褶皱的部位。

（5）刚换完纸尿裤可以让臀部在空气中暴露几分钟。若已经出现尿布疹，可采用医院开的专用药膏进行涂抹，不要让臀部晒太阳，清洗臀部的水温不要过高。

2. 黄疸

新生儿黄疸分为生理性和病理性的，病理性的黄疸在新生儿出生 24 小时内就会出现，生理性黄疸一般在出生后 2~3 天内出现，7~10 天达到高峰，两周左右退去。病理性的黄疸原因很复杂，与血型、胆道等疾病都有关系。

生理性黄疸是因为胎儿在母体当中是依靠胎盘进行呼吸和血液循环的，与母体分离后，不需要太多的胆红素，血液当中的胆红素含量过高，造成皮肤黄染。若黄疸值较高医生会采取药物或照蓝光治疗。

若是轻微的黄疸，可采取多吃多排，适当的光照方法减轻黄疸。

还有一种特殊类型的黄疸，就是母乳性黄疸，若宝贝出生 2~3 天内出现黄疸，但是超过两周还没有退去，黄疸值也在可控范围之内，可停止喂母乳 2~3 天，若黄疸减轻，说明是母乳性的黄疸，若发生母乳性黄疸，可根据具体的黄疸值听取医生的专业建议。

3. 腹部胀气

腹部胀气从另一种意义上来讲是新生儿长大的一个过程，一般在新生儿两周大开始，三个月大时消失，一般发生在夜晚，避免腹部胀气或肠绞痛的方法有：

（1）产妇少食产生胀气的食物，如绿豆等。

（2）避免过度的哭闹。

（3）母乳喂养时调整体位，让奶水的速度慢一些，避免吃的太快吸入空气。

（4）每次喝完奶竖抱拍嗝，让空气排出。

（5）若是配方奶喂养，选择合适的奶嘴，避免太快吸入空气。

若肠绞痛已经发生，可以环抱新生儿，使腹部肌肉放松或采取侧睡、短时间的趴着，使宝贝有一定的运动让胀气排出。

每天两次练习爬行，不只是锻炼抬头，也可以帮助胀气排出。

根据实际经验，当发生肠绞痛时，宝贝会哭闹得很厉害，但是此时的腹部按摩并不是一个好的方法，因为腹部疼痛，腹部的肌肉很紧，若是按摩会哭得更厉害，作为护理的人员只能缓解，并不要过度紧张，把这种情绪感染到宝贝。

4. 新生儿肺炎的护理

新生儿肺炎大部分是由于吸入性肺炎引起，是由奶水呛入造成。一般发生新生儿肺炎是比较难观察出来，一般不会像大人出现咳嗽、高热、流鼻涕等现象，但是吸入性肺炎是会使宝贝精神状况差，吃奶呛咳或嗜睡、口唇发绀，还有就是呼吸加快，若宝贝的呼吸次数一分钟连续 3 次超过 52 次以上，说明宝贝极有可能得了新生儿肺炎。

5. 新生儿呛奶的预防

（1）不在新生儿大声啼哭时喂奶。不要等到新生儿非常饥饿时喂奶，非常饥饿时吃奶太快容易造成呛咳。如果吃的太饱，强制把没有吃完的奶喂进去也会发生呛咳。

（2）喂奶姿势正确。容易发生呛咳的宝贝不要采取平躺的姿势吃奶，做好怀抱并头颈肩呈一条直线，整个身体呈斜坡位。

（3）控制流速。母乳喂养奶太冲的话，妈妈可以用“剪刀手”夹在乳晕上方，控制流速。人工喂养的宝贝可以采用新生儿专用的奶嘴，喂奶时整个奶嘴周围要充满奶液，不能吸入空气。

（4）喂奶时注意观察，很多宝贝会在吃奶的过程中入睡，首先不可以让宝贝含着乳头或奶嘴入睡，若宝贝已入睡停止吮吸，但嘴里充满奶液却没有来得及咽下去也容易发生呛咳，所以若宝贝停止吮吸，可以拿出乳头或奶嘴，或晃动，继续让宝贝吮吸直到吃饱为止。

三、意外伤害防范

1. 烫伤防范与紧急处理

烫伤是新生儿意外伤害中常见的一种，一旦发生对孩子造成伤害，家人严重内疚自责。认真注意安全操作，应该是完全可以防范的。

主要注意四个方面：洗澡时烫伤防范、温奶时烫伤防范、使用热水袋时烫伤防范、发生烫伤的紧急处理。

（1）洗澡时烫伤防范

给新生儿洗澡时，如果使用流动水，一定要控制好水温，大约40℃。先用手肘内侧感觉不凉不烫才可。

如果使用洗澡盆，放水时应该先放凉水后放热水，一定不要抱着孩子拿暖水壶，以免烫伤孩子。

孩子应该远离热水盆、热水壶等，洗澡时等调好了水温，再抱孩子洗澡。

（2）温奶时烫伤防范

人工喂养时，当新生儿吃奶中发现奶凉，需要温奶，一般将奶瓶放在大热水杯里。温奶过程中，注意千万不要抱着孩子拿热水壶倒热水，一定要妥善放下孩子再去温奶，以免孩子被温奶的热水烫伤。

温奶后，抱着孩子喂奶时，注意避免让孩子的小脚踢到热水杯，烫伤孩子。

（3）使用热水袋时烫伤防范

原则上，新生儿不必使用热水袋取暖，因为新生儿皮肤娇嫩，水温稍微掌握不好就可能发生烫伤。

必须使用热水袋时，要灌入温水，而且要用毛巾将热水袋包起，避免蓄积的热度烫伤了孩子。

（4）发生烫伤的紧急处理

不要急于脱去衣裤，首先应该立即用凉水冲，时间长短按当时烫伤情况定，烫伤轻微用凉水冲的时间短，烫伤重则用凉水冲的时间长。然后慢慢看清烫伤情况再轻柔地脱下衣裤，小心避免脱去衣裤时将烫伤的皮肤一并脱下，造成进一步的损伤。

【注意事项】

让孩子远离热水等容易发生烫伤的环境。

凡使用热水时，一定要将孩子抱开，以免发生危险。

2. 呛奶防范与紧急处理

溢奶是新生儿时期常见的生理现象，与新生儿消化道解剖和生理特点相关。新生儿的胃呈水平状横位，与食道相接的口是贲门，贲门口括约肌发育比较差，下口发育比较好，入口松出口紧，因此乳汁容易发生反流引起吐奶，乳汁呛入气管就造成呛奶。

根据以上现象，喂奶后的护理和溢奶后的处理十分重要，应该按照操作原则进行。

此外，吐奶呛奶也可因疾病引起，因此如果症状严重应该提醒产妇及时带宝宝到医院检查，避免贻误病情。

主要注意两个环节：预防呛奶发生、发生呛奶的紧急处理。

（1）预防呛奶的发生

喂奶后的护理(参照溢奶护理)。

溢奶后的处理(参照溢奶处理)。

（2）预防呛奶的护理原则

新生儿溢奶多为生理性的，因此在新生儿喂养的过程中应按照溢奶护理的原则进行。

特别应该注意的是：喂奶的奶嘴开孔要适度，选择仿母乳奶嘴。一次喂奶量不宜过大，喂奶过程中奶瓶中的奶应该完全充满奶嘴，避免同时吃进空气。喂奶后不宜过多变动新生儿体位，以免发生吐奶。

喂奶后注意拍嗝。

（3）发生呛奶的紧急处理

呛奶发生后不能等待，应进行紧急处理。

呛奶后新生儿表现出呼吸道不通畅，憋气，面色红紫，哭不出声。此时应立即将新生儿面朝下俯卧于产妇或护理者腿上，产妇或护理者取坐位。然后用一手抱新生儿，另一手空心掌叩击新生儿背部，以促使新生儿将呛入的乳汁咳出。

新生儿的体位要保持头低脚高位，新生儿呼吸道要保持平直顺畅，以利于呛入的乳汁流出。紧急处理应该等待新生儿哭出声来，憋气情况明显缓解，才暂告一段落。

【注意事项】

如果呛奶情况紧急，以上处理无效，则应该一边处理，一边紧急安排车辆送医院。但即使送医院，也一定同时继续上述紧急处理操作。决不能坐等上医院处理，贻误了时机。

3. 窒息防范与紧急处理

新生儿窒息是指新生儿在出生后血液循环气体交换发生障碍，导致新生儿血氧供应不足，造成大脑的损伤，甚至水久的不可逆转性的脑损伤。窒息发生危及到新生儿的生命，因此要严加防范。

主要注意四个方面：尽量避免卧位母乳喂养防范窒息发生、尽量避免新生儿趴睡防范窒息、新生儿口鼻周围避免软性物品防范窒息、窒息发生的紧急处理。

（1）尽量避免卧位母乳喂养防范窒息发生

母乳喂养中有些产妇愿意采用卧位哺乳，感觉卧位比较舒适，但是这种喂奶姿势增加了意外伤害的危险性。新生儿尚不能自己翻身，自身的力量尚不能躲避危险，当卧位母乳喂养时，产妇与新生儿距离近，新生儿正在哺乳，口含着母亲的乳头，如果疲惫的母亲不小心睡着了，乳房堵住了新生儿的呼吸道，就可能发生新生儿窒息。因此，大力提倡坐位母乳喂养，以防范新生儿窒息的可能性。

（2）尽量避免新生儿趴睡防范窒息

有些说法讲到新生儿趴睡好，但是，趴睡的情况下决不能离人，新生儿的双手支撑力还不能使他躲避危险。当趴睡时一旦堵住了口鼻，自己又无力挣脱，就有可能发生窒息。因此不提倡新生儿单独趴睡。

（3）新生儿口鼻周围避免软性物品防范窒息

新生儿口周如果有棉被盖住了鼻子，毛巾盖住了鼻子等等，软性物品会紧紧贴住口鼻而发生窒息，因此一定要防止软性物品堵住口鼻，防范意外窒息的发生。

（4）窒息发生的紧急处理

如果在家庭中发生窒息，则应该按照窒息的紧急处理原则：一边紧急家庭处理，一边联系医院急救车急救。

紧急家庭处理原则是：清理呼吸道的分泌物，供氧气，刺激呼吸，可以采取弹足底的方法，口对口的人工呼吸等等，重在防范。应该提醒产妇，按照上述原则进行母乳喂养，给新生儿正确的睡姿，特别小心的保持新生儿呼吸道的通畅。主要是提高警惕，防范意外伤害的发生。